AF475275

ÉTUDES

SUR LA VIE ET LES TRAVAUX

D'ANTOINE PETROZ

RAPPORT

LU A LA SOCIÉTÉ MEDICALE HOMŒOPATHIQUE DE FRANCE

PAR

LE DOCTEUR LÉON SIMON FILS (1)

Il est des hommes qui ont le privilége de revivre dans leurs œuvres, et de continuer par delà le tombeau l'influence qu'ils surent exercer pendant leur vie. De ce nombre fut le docteur Petroz ; Petroz, l'un des médecins qui se rallièrent les premiers, en France, à la doctrine de Hahnemann ; Petroz, le président vénéré du plus grand nombre de nos sociétés homœopathiques.

Les travaux de tels hommes sont à la fois un souve-

(1) M. le docteur Cretin ayant réuni en un volume les œuvres de son maître Antoine Petroz, fit hommage de cette publication à la Société médicale homœopathique de France. Cet ouvrage fut déposé sur le bureau par notre confrère en son nom et au nom de M. Pierre Petroz. Chargé de rendre compte de cette importante publication, j'ai dû rédiger ce rapport, auquel la Société a bien voulu faire l'honneur de l'insertion dans son Bulletin.

nir et un enseignement : un souvenir pour ceux qui furent leurs contemporains ; un enseignement pour leurs successeurs, pour ceux qui sont appelés à recueillir leur héritage scientifique et à suivre la voie qu'ils ont eux-mêmes parcourue. Aussi, la Société a-t-elle accueilli avec un sentiment de véritable reconnaissance l'hommage que lui fit dernièrement notre honorable confrère, le docteur Cretin, des *Études de thérapeutique et de matière médicale* dues à la plume de son maître regretté.

Le docteur Petroz avait dès 1858 (1) tracé le plan de cette publication ; il y avait même travaillé avec notre confrère, lui confiant ses manuscrits et ses notes, faisant appel à son dévouement pour lui aider dans cette importante entreprise. Mais l'œuvre devait être longue ; elle resta inachevée. Dès lors elle devint délicate à plus d'un titre : comment, en effet, le disciple pourrait-il combler les lacunes que le maître avait laissées dans ses manuscrits, comment oserait-il choisir au milieu de ces derniers ? Il le fallait cependant ; mais l'on conçoit comment cinq années de veilles et de travaux ont pu être nécessaires pour mener à bonne fin une pareille entreprise, et publier une œuvre, véritable monument élevé à la mémoire d'un homme de bien par la piété filiale et la reconnaissance réunies.

Chargé de présenter l'analyse des œuvres d'Antoine

(1) Avant-propos, p. I. Petroz voulait donner à son œuvre le titre d'*Études médicales*, titre plus compréhensif que celui d'*Études de thérapeutique et de matière médicale;* titre aussi plus exact, car il y a autre chose que de la thérapeutique et de la matière médicale dans les œuvres qui viennent d'être publiées par M. le docteur Cretin, lequel, en les annotant, a été conduit à discuter les problèmes les plus délicats de la philosophie médicale.

Petroz, et des notes nombreuses que M. Cretin a cru devoir y ajouter, il m'a paru que ma tâche serait des plus simples, et qu'il me suffirait de résumer les différents chapitres de ce livre, pour rappeler à la fois l'homme et le savant. Ne retrouvons-nous pas le premier dans la biographie qui fait partie de l'introduction ; et le savant ne nous apparaît-il pas dans le corps même de l'ouvrage? Cette analyse ne comportait plus dès lors d'autre détail ni d'autre division.

I

Antoine Petroz, nous dit M. Cretin (1), naquit à Montmélian le 2 septembre 1781. Sa famille y jouissait d'une honnête aisance, due à son travail, de sorte que l'éducation du jeune Antoine put être suivie avec tout le soin nécessaire. Ce fut dans une pension des Beauges qu'il la commença, pour la continuer bientôt chez les oratoriens de Rumilly, où il resta jusqu'en 1792. A cette époque les armées victorieuses de la république française envahirent la Savoie, et les oratoriens furent chassés au nom de la liberté. Petroz revint chez son père, subissant une interruption d'études toujours regrettable, mais qui heureusement ne fut pas de longue durée; une école républicaine venait d'être fondée à Chambéry, Petroz y termina ses humanités.

Il fallut alors faire choix d'une profession. Petroz se décida pour la médecine, et ce fut encore à Chambéry, sous d'Aquin, qu'il fit ses premières armes.

Ce théâtre ne pouvant suffire à son instruction, le

(1) Introduction, p. 1.

jeune étudiant vint à Lyon vers la fin de 1797, pour y suivre l'enseignement de Marc-Antoine Petit et de Cartier, d'abord, puis de Cartier et de Viricel (1799).

En 1802, il concourt pour l'internat et obtient la seconde place. Il reste chargé de ces fonctions jusqu'en 1807, continuant à s'occuper de chirurgie avec la plus grande activité. Son habileté et son savoir étaient arrivés à un tel point que Viricel s'étant blessé à la main droite, fut remplacé par son élève auquel il fit faire, sous ses yeux, les opérations les plus graves. Au sortir de son internat Petroz reçut un certificat des plus flatteurs, qui lui fut délivré par le conseil des hospices de Lyon, certificat auquel Viricel voulut joindre son attestation personnelle.

Pendant qu'il étudiait la chirurgie, Petroz songea cependant à suivre un cours de médecine. Ses débuts ne furent pas encourageants; voici comment lui-même nous les raconte :

« En 1799, dit-il, je venais de terminer la première année de mes études anatomiques, et n'avais encore pratiqué que la petite chirurgie, lorsque me vint le désir d'assister aux visites d'un médecin; j'en demandai la permission au docteur D***, médecin d'une salle de femmes; il me l'accorda gracieusement.

« Les trois premières malades furent vues très-rapidement comme des malades déjà connues. La quatrième était une nouvelle arrivée. — Ah! ma sœur, voilà une malade nouvelle, dit le médecin, qu'a-t-elle? — Monsieur, cette malade tousse beaucoup. — Potion béchique. — La toux lui cause de violentes douleurs de tête. — Potion céphalique. — Elle se plaint d'avoir des douleurs d'estomac.— Potion stomachique.— Elles lui donnent la diarrhée.— Potion antidiarrhéique.

« Ainsi se fit l'examen de cette malade, ajoute Petroz; il me dispense d'aller plus loin. La visite finie, le médecin sorti de la salle, je demandai très-humblement à la sœur supérieure comment elle pouvait employer ces différentes potions. Après m'avoir regardé attentivement, cette femme respectable se mit à sourire d'une manière très-significative, comme quelqu'un à qui on a plus d'une fois adressé cette question. — De toutes ces potions, me dit-elle, je choisis celle qui me paraît la plus convenable.

« Je me retirai confus, continue Petroz, plein de tristesse, de découragement, voyant se perdre mes espérances d'avenir. Je racontai ce que je venais de voir, d'entendre, à un médecin qui m'avait déjà montré de l'intérêt, le docteur Sainte-Marie; il me dit : « Comme « vous, j'ai subi cette épreuve, elle m'a conduit à la « résolution suivante : Après avoir étudié l'anatomie, la « physiologie, celle-ci toute imparfaite qu'elle soit en-« core, il faut se créer une matière médicale en étu-« diant, autant que possible, les propriétés des médi-« caments simples, telles qu'on les trouve dans les « œuvres de quelques expérimentateurs, Stœrck, Cul-« len, Murray, etc. »

« Ce conseil me rendit le courage, et je continuai mes études, plein de reconnaissance pour celui qui me les avait rendues plus faciles et m'avait mis sur la voie qui pouvait me fournir l'occasion d'observer les choses qui m'auraient échappé (1). »

(1) V. Introduction, p. 3, et Intr. aux *Études homœopathiques*, p. 171.

Cette longue citation m'a paru devoir être rapportée ici, parce qu'il arrive souvent qu'un fait, bien futile en apparence, influe sur nos dispositions, sur notre destinée, en raison de l'impression que nous avons reçue. Or, de cette visite dans une salle de médecine, trois choses sont résultées pour Petroz : la prédilection qu'il accorda à la chirurgie pendant le cours de ses études, une liaison plus étroite avec Sainte-Marie, d'où l'influence que l'enseignement de ce médecin devait avoir sur la pratique médicale de son élève ; enfin, cette défiance des moyens allopathiques, défiance que Petroz manifesta pendant toute la première partie de sa carrière, et qui devait se changer en répulsion le jour où il serait assez heureux pour trouver une doctrine capable de faire cesser ses hésitations.

Le temps des études étant accompli, il fallut songer à entrer dans une faculté pour y obtenir le titre de docteur. Ainsi que le remarque judicieusement M. Cretin (1), c'était vers Montpellier que les opinions de l'interne de Viricel auraient dû le conduire ; mais il avait à Paris un vieux parent, vivant dans l'isolement et la retraite, et il crut de son devoir de se rapprocher de lui.

Faut-il le regretter? Non assurément ; car Petroz trouvait par cela même le moyen de contrôler l'enseignement auquel il avait puisé, et d'apprécier d'une manière plus directe les hommes et les doctrines.

Ne serait-il pas désirable qu'il en fût de même pour tous, et qu'au lieu de s'attacher à une seule faculté,

(1) Intr., p. 5.

chaque étudiant allât, durant le cours de ses études, visiter nos grands centres d'instruction? C'est l'usage en Angleterre et en Allemagne, et il est regrettable qu'il n'en soit pas de même en France, où nous nous résignons trop souvent à juger de la valeur des autres écoles par l'enseignement de nos maîtres, et souvent au travers de leurs critiques.

Petroz échappa à cet inconvénient; élevé dans les doctrines de Montpellier, il vint juger lui-même celles de l'école de Paris, représentées alors par des hommes d'une supériorité incontestable.

Le 18 février 1808 il soutint sa thèse. Elle avait pour titre : *Dissertation sur quelques rapports de l'histoire naturelle avec la médecine.* Suë présidait cet acte probatoire, Lallement, Leroy, Pelletan, Percy et Richard en étaient les examinateurs.

Une fois docteur, Petroz devait se choisir une résidence. Retournerait-il dans sa ville natale? Irait-il à Lyon, où une place de chirurgien d'hôpital lui était promise? Allait-il, au contraire, rester à Paris? Aller à Montmélian ou à Lyon, c'était s'assurer un succès rapide, une position brillante; rester à Paris, c'était se condamner, pour quelque temps au moins, à l'obscurité et à plus d'une privation; Petroz s'arrêta cependant à ce dernier parti, ne pouvant se décider à quitter le vieillard qui l'avait attiré tout d'abord, et dont il était devenu la seule consolation.

Ses débuts furent modestes. Logé dans un petit appartement de la rue des Prouvaires, recommandé au curé de Saint-Eustache, il dut à ce dernier ses premiers malades : c'étaient des pauvres. Ce bon curé cependant avait accordé au jeune docteur toute sa confiance; mais ses ressources étaient bien limitées, et il ne put lui allouer, à titre d'honoraires, qu'une somme de cinquante francs par an.

Petroz néanmoins est plein de confiance, et cependant la prospérité de sa famille a disparu avec la domination de la France en Italie. Il travaille, se fait tout à tous, et voit sa réputation grandir chaque jour.

Hallé le recommande, et vers 1812 il est attaché à la rédaction du *Dictionnaire des sciences médicales*, pour lequel Petroz rédige successivement les articles *Antipathie*, *Art*, *Atrabile*, *Fonticule*, *Hémicrânie*, etc.

Au milieu de ce labeur, Petroz eut une consolation; il rencontra son ami Esparron, avec lequel il avait eu, à Lyon, les rapports les plus intimes. Esparron, plus âgé que lui, le soutint dans la clientèle, l'attira dans sa famille, et lui accorda la main de sa sœur en 1815.

A partir de ce moment surtout, le jeune docteur vit sa clientèle augmenter rapidement, et en 1825 ses occupations étaient devenues tellement multipliées, qu'il fut heureux de rencontrer un de ses compatriotes, qui venait aussi s'établir à Paris, et auquel il confia plusieurs malades.

Ce compatriote était le docteur Davet, qui devait suivre son ami jusqu'à la fin de sa longue carrière, et devenir son émule après avoir été son protégé (1).

La vie de Petroz s'écoula jusqu'en 1832 au milieu de ces travaux et des soins que réclamaient ses malades. Praticien honoré, il était en rapport avec tous

(1) Page 11, note.

les savants de cette époque, la plus brillante de notre siècle, et son bonheur domestique n'avait été troublé que par une courte maladie de sa fille.

Mais en 1832 tout change; la Providence, qui l'appelait à une vie militante, sembla vouloir l'y préparer en le frappant de ses coups les plus rudes.

Madame Petroz succombe en quelques jours à une affreuse maladie, devant laquelle la pathologie reste interdite et la thérapeutique impuissante; lui-même, brisé par la douleur, accablé par les fatigues qu'infligeaient alors à tout médecin les ravages de la première épidémie de choléra, est atteint par ce fléau.

Sa riche organisation triomphe de cette épreuve, Petroz guérit; mais sa convalescence est lente, et ses amis l'engagent, pour se remettre, d'aller prendre à Genève quelque temps de repos. Il cède à ce conseil, part; mais, travailleur infatigable, il trouve dans ce repos même une nouvelle source d'études, de luttes et de triomphes.

A Genève, Petroz rencontre deux de ses anciens amis, Dessaix et Dufresne, celui-ci président de la première Société gallicane, et avec eux il étudie l'homœopathie, dont il avait vu le nom dans le *Journal du progrès*, en 1827, et dont il avait trouvé la réfutation dans l'*Examen des doctrines*, en 1829 (1).

Rien ne l'arrête, ni l'étrangeté apparente des principes de Hahnemann, ni l'opposition terrible des écoles régnantes, ni la nécessité d'études nouvelles. A cinquante ans, nous dit M. Cretin, il apprend l'allemand,

(1) P. 182, 183.

afin de pouvoir lire dans les originaux les ouvrages consacrés au développement et à la défense de la nouvelle doctrine, et lorsqu'il revient à sa clientèle, c'est pour y pratiquer l'homœopathie.

Son existence appartient dès lors à notre école. Mêlé à toutes ses luttes, placé à sa tête par les suffrages de ses contemporains, il se montre plus que jamais dévoué à la vérité.

Son premier soin est de justifier sa conduite, de dire à ses confrères, à ceux dont l'amitié se brisait devant ses nouvelles convictions, pourquoi il abandonnait le camp déjà illustré par ses premiers travaux, et il écrit les *Lettres à un médecin de province.*

Esprit éminemment pratique, il recherche tout ce qui peut aider à guérir, fait imprimer la première édition du *Répertoire* de M. Jahr et concourt à la publication de la *Clinique homœopathique*, rédigée par le docteur Roth, sous le pseudonyme de Beauvais de Saint-Gratien. Lorsque ce dernier fonde la *Revue rétrospective* il le fait avec la collaboration de Petroz et du docteur Chargé; enfin, le journal de la doctrine hahnemannienne, rédigé par le docteur Molin père, et le journal de la Société gallicane contiennent plusieurs travaux importants dus à la plume de notre célèbre confrère.

Petroz fait plus encore, il expérimente sur lui et sur quelques amis dévoués plusieurs médicaments, étudie sans cesse la matière médicale, et s'occupe de son répertoire, œuvre immense de patience et de persévérance.

Au milieu de ses succès Petroz n'oubliait pas les pauvres; aussi le retrouvons-nous au dispensaire de la rue Gît-le-Cœur et, plus tard, à celui de la rue Buffault. C'est sous son influence que son frère Henri fonda une pharmacie homœopathique spéciale, que M. Catellan devait continuer avec succès.

Ce n'est pas tout: durant cette première période l'homœopathie eut plus d'une lutte à soutenir, et Petroz se trouva toujours au premier rang, entouré de confrères dont les noms doivent être réunis au sien, comme tous furent réunis dans un même dévouement, dans un même labeur.

J'aurais voulu, je l'avoue, trouver dans la biographie tracée de main de maître par M. Cretin, plus de détails sur cette période du développement de l'homœopathie; car il y a là des faits honorables pour tous, et pleins d'instruction pour nous, homœopathes de la seconde génération: faits qui appartiennent désormais à l'histoire, et qui doivent être pieusement recueillis.

Voici d'abord ce que M. Cretin a cru devoir dire sur ce sujet:

« De tels travaux, unis à son incontestable supériorité, devaient placer Antoine Petroz au premier rang, et en faire le représentant le plus accrédité de la doctrine nouvelle. Dès l'instant qu'il l'eut adoptée, il fut reconnu pour leur chef et leur maître, par ceux qui l'avaient précédé dans cette voie, et même lui avaient donné en quelque sorte les premières leçons. Dufresne, Dessaix, Peschier, Longchamps, qui faisaient partie de la première société gallicane, se l'associèrent. Cette société était ainsi désignée parce qu'elle était composée de membres appartenant aux diverses contrées où se parle la langue française. Après sa dissolution, la *Société homœopathique* fut fondée à Paris. Elle choisit A. Petroz pour son président. Il ne fit pas partie de la *Société hahnemannienne*, trouvant que le titre rappelait trop le maître et pas assez les principes. Les deux sociétés s'étant réunies en une seule sous le nom de Société gallicane, en mémoire de la première dont il a été parlé plus haut, Petroz en fut le président jusqu'à sa mort (1). »

S'exprimer ainsi, c'était résumer un peu brièvement l'histoire d'un quart de siècle : j'ajouterai quelques détails à ces premiers renseignements.

A peine l'homœopathie put-elle compter à Paris quelques représentants, que ceux-ci songèrent à se réunir en un seul faisceau, et l'*Institut homœopathique* fut fondé ; Curie, Petroz, Gueyrard l'aîné, Luther, Croserio, Franz, MM. les docteurs Léon Simon père, Davet, Dezauche, Leboucher en faisaient partie (2). Un des premiers soins de cette société fut de se mettre en règle avec la loi sur les associations, loi qui venait d'être promulguée. A cet effet, on adressa à M. Guizot, alors ministre de l'instruction publique, une pétition pour être autorisé à se réunir, à ouvrir un dispensaire, et plus tard à fonder un hôpital (3).

(1) *L. c.*, p. 13.

(2) Curie père fut le premier président de cette société ; Croserio, qui en avait été d'abord le secrétaire général, remplaça Curie, et Petroz fut nommé après Croserio.

(3) V. Lettre au ministre, par M. le docteur Léon Simon père.

Le ministre, avant de répondre, consulta l'Académie, ce qui donna lieu à cette discussion fameuse dans laquelle les plaisanteries et les injures passèrent pour des raisons, et qui eut pour résultat la condamnation de l'homœopathie.

Mais le ministre ne se crut pas absolument engagé par là; il refusa, il est vrai, l'autorisation de fonder un dispensaire et un hôpital, mais dans son indépendance il reconnut la société. Quelque temps auparavant le conseil royal de l'instruction publique avait donné à l'homœopathie une place dans l'enseignement libre, en autorisant M. Léon Simon père à ouvrir un cours public. L'homœopathie a usé de ce droit jusqu'en 1848, et il n'a pas fallu moins de trois révolutions pour le lui ravir (1).

(1) Voici les deux pièces relatives à cette autorisation :

UNIVERSITÉ DE FRANCE. — ACADÉMIE DE PARIS.

Paris, le 9 décembre 1834.

Monsieur,

J'ai l'honneur de vous informer que le conseil royal, dans sa séance du 18 novembre dernier, vous a autorisé, conformément à votre demande, à ouvrir un cours public sur la doctrine médicale homœopathique, avec dispense de la rétribution exigée pour ces sortes de cours.

Vous trouverez ci-joint copie de l'arrêté pris à votre sujet par le conseil royal.

Recevez, monsieur, l'assurance de ma considération distinguée.

L'inspecteur général chargé de l'administration de l'Académie de Paris,

ROUSSELLE.

UNIVERSITÉ DE FRANCE. — ACADÉMIE DE PARIS.

Extrait du registre des délibérations du conseil royal de l'instruction publique. — Procès-verbal de la séance du 18 novembre 1834.

Le conseil royal de l'instruction publique, vu la demande formée par M. Léon Simon, docteur en médecine, à l'effet d'être autorisé à faire un cours public sur la doctrine médicale homœopathique, décide que l'autorisation demandée

A la condamnation prononcée par l'Académie, les disciples de Hahnemann répondirent en réunissant à Paris la quatrième session de la Société gallicane. « La Société homœopathique, est-il dit dans la circulaire de convocation, en se rassemblant au centre principal de tout le mouvement scientifique européen, protestera par cela seul, d'une manière calme et digne, contre l'espèce de manifeste lancé par l'Académie (1). » Puis, après avoir annoncé que cette réunion solennelle serait présidée par Hahnemann lui-même, Peschier et Dufresne ajoutaient : « Quel est l'ami de l'homœopathie qui négligerait l'unique occasion d'assister à un pareil spectacle? »

Cet appel fut entendu, et pour la première fois l'école homœopathique toute entière vint affirmer son existence en face des corps constitués qui refusaient de la reconnaître.

J'étais bien jeune alors, et pourtant le souvenir de

par M. Léon Simon est accordée avec dispense des droits d'ouverture des cours publics.

Le conseiller vice-président,
Signé : Rendu.

Le conseiller exerçant les fonctions de secrétaire,
Signé : V. Cousin.

Approuvé conformément à l'article 21 de l'ordonnance royale du 26 mars 1829.
Le ministre de l'instruction publique par intérim,
Signé : J. B. Teste.

Pour extrait conforme :
Signé : Orfila.

Pour copie conforme :
L'inspecteur général chargé de l'administration de l'Académie de Paris,
Rousselle.

(1) *Archives* et *Journal de la médecine homœopathique*, publiés par une société de médecins, sous la direction de MM. les docteurs Jourdan, membre de l'Académie royale de médecine, Léon Simon et Curie, t. III, p. 240.

cette séance ne s'est jamais effacé de ma mémoire. Je vois encore Hahnemann s'avançant appuyé sur le bras du docteur Quin au milieu d'une assistance nombreuse, qui se levait respectueusement sur son passage. Une députation de la *Société gallicane* l'accompagnait, tandis que l'on voyait sur l'estrade, prêts à recevoir ce noble vieillard, déjà octogénaire, Dufresne, président de ce congrès, Peschier, son secrétaire, Petroz et M. Léon Simon père, l'un président, l'autre secrétaire de l'*Institut homœopathique*. Dufresne, Hahnemann et Petroz (1) prirent successivement la parole et s'attachèrent à caractériser la situation des homœopathes à cette époque, et à spécifier le rôle que devaient jouer les sociétés locales et la *Société gallicane*, formée par leur réunion; puis arriva la réponse que l'*Institut homœopathique* faisait aux diatribes de l'Académie, réponse qui devait être adressée au ministre lui-même.

Accueillie avec la sympathie la plus vive non-seulement par le congrès, mais par l'assistance toute entière, cette *Lettre au ministre de l'instruction publique* devint une manifestation générale, et elle fut envoyée avec une double signature : celle de Petroz, comme président, et celle de M. Léon Simon, comme rapporteur.

Et pourtant, cette session si brillante de la Société gallicane fut la dernière. Les sociétés locales ayant successivement disparu, la réunion générale n'avait plus sa raison d'être, et la cinquième session, dont Petroz devait être le président (2), ne put avoir lieu.

(1) V. les *Archives*, t. III, p. 321 et suiv.
(2) *Archives*. p. 240.

A partir de ce moment, l'homœopathie, privée de ces efforts collectifs, en fut réduite, comme propagation, à des tentatives individuelles. Au *Journal de la médecine homœopathique*, rédigé par MM. Curie et Léon Simon, aux *Archives*, à la *Bibliothèque de Genève* succéda, quelques années plus tard, la *Revue rétrospective*, publiée sous la direction de MM. Roth, Chargé et Petroz; puis le *Journal* de MM. Libert et Léon Simon; le *Journal de la doctrine hahnemannienne*, publié par le docteur Molin père; enfin les *Annales de la médecine homœopathique*, publiées par MM. Léon Simon, Jahr et Croserio.

On avait atteint alors à l'année 1842. A ce moment une nouvelle attaque, partie du sein de la Faculté, fut lancée contre l'homœopathie. M. Trousseau, chargé de prononcer le discours de rentrée, choisit un double sujet : la critique de la doctrine de Hahnemann et l'éloge de la médecine expectante. Les médecins homœopathes pensèrent qu'une réponse était indispensable, et se réunirent pour la délibérer en commun. Cette fois encore le nom de Petroz figure le second parmi les signataires de cette *Lettre à la Faculté;* celui de Molin père fut le premier.

L'attaque de M. Trousseau avait manqué son but. La réplique qui lui était adressée, montrait à la fois le peu de fondement des systèmes qui se disputaient à ce moment la prééminence en médecine, et la valeur de l'homœopathie; de plus, en obligeant les médecins homœopathes à se réunir, elle fut la cause occasionnelle de la formation de la *Société de médecine homœopathique*.

Appelée à constituer son bureau, celle-ci nomma Petroz, président, Molin père, vice-président, et le docteur Arnaud, secrétaire général. Elle se décida ensuite à publier un journal sous le titre de *Bulletin*, et dans son premier numéro indiqua nettement le but qu'elle voulait atteindre.

« La mort de Hahnemann, est-il dit dans l'introduction de ce bulletin, en laissant dans l'homœopathie un vide immense, que rien ne comblera jamais, a rendu la position des homœopathes plus facile; chacun a acquis une liberté que ne nous laissait pas toujours la vénération que tous nous éprouvions pour le vieillard auquel l'humanité devait le plus grand bienfait que la Providence lui ait jamais accordé.

« De cette liberté doivent nécessairement jaillir bien des discussions de principes; des questions qui ne sont pas envisagées de la même manière par tous les praticiens, seront soulevées et longuement agitées.

« C'est la nécessité, sentie par tous, de cette révision des principaux points de la doctrine, qui a fait adopter à la Société homœopathique la forme d'un bulletin préférablement à celle d'un journal, comme plus propre au but qu'elle se propose, c'est-à-dire discuter et coordonner (1). »

Il paraît cependant que cette nécessité de révision n'était pas aussi bien sentie en dehors de la société que dans son sein, car un an après la *Société hahnemannienne* était fondée. Celle-ci publia non pas un bulletin, mais un journal, en tête duquel se trouve une exposi-

(1) *Bulletin de la Société de médecine homœopathique*, t. I, Introduction

tion de principes qui se termine par ces mots : « Nos amis, nous l'espérons, comprendront la tâche que nous nous imposons. Éviter à l'homœopathie ces déchirements intérieurs qui, dans le passé, ont entravé la marche et le développement de la science en la jetant hors de ses véritables voies ; défendre l'homœopathie contre les attaques inévitables qu'avec le temps elle aura à subir; soutenir, et par là même développer, les germes impérissables que Hahnemann a légués à la postérité ; en un mot, continuer son œuvre, voilà notre ambition. »

Le but que se proposait chacune de ces sociétés, était dès ce moment facile à reconnaître. Je ne saurais dire vraiment ce qui serait advenu si Petroz eût été libre au moment où la Société hahnemannienne s'est fondée; on verra seulement par la suite de ce travail que ses opinions le rapprochaient de cette dernière, et qu'il est permis de penser qu'il n'en fit pas partie plutôt parce qu'il appartenait à la société qui s'était établie la première, et que pour avoir reconnu, comme le dit M. Cretin, que le titre de la nouvelle association *rappelait trop le maître et pas assez les principes*.

Quoi qu'il en soit, les deux sociétés continuèrent leur œuvre, chacune suivant la voie qu'elle s'était tracée, et atteignirent ainsi l'année 1848. Mais lorsque la révolution de Février fut venue renverser un trône et écrire sur tous nos monuments le mot de FRATERNITÉ, le moment sembla propice pour parler de fusion. L'année suivante, deux de nos confrères, venus à Paris comme représentants de leurs concitoyens à l'Assemblée législative, les docteurs Gastier, de Thoissey, et

Delavallade, d'Aubusson, firent entendre les regrets de la province relativement à l'existence de deux sociétés. Des tentatives de rapprochement furent faites; mais les esprits étaient mal préparés aux concessions, et la réunion fut ajournée. Il appartenait à Petroz, toujours animé d'un esprit de bienveillance et de conciliation, d'obtenir ce résultat; voici dans quelles circonstances :

Les membres des deux sociétés s'étaient réunis pour célébrer l'anniversaire de la naissance de Hahnemann; Petroz présidait ce banquet. Le moment des toasts venu, il se lève, et au lieu de solenniser la mémoire du fondateur de l'homœopathie, il boit à la reconstitution de la Société gallicane, pensant que le plus bel hommage qu'il fût possible de rendre à la mémoire du médecin de Cœthen était de réunir ses disciples en un même faisceau.

Cette fois, ce n'est plus une société générale, formée de sociétés locales, que Petroz veut voir s'établir, ce n'est plus cette société voyageuse qu'on avait vue successivement à Genève, à Lyon et à Paris, c'était une société ayant un siége fixe dans notre capitale, et pouvant comprendre tous les représentants de l'homœopathie française. Le vœu formulé alors par le vénérable président du banquet fut accueilli avec enthousiasme; la fusion était accomplie.

Le premier acte de la nouvelle société fut encore d'appeler Petroz à la présidence; et celui-ci, qui la considérait avec raison comme son œuvre, s'y dévoua tout entier.

La Société gallicane eut ses jours de triomphe, qui furent pour son président une bien douce satisfaction, et durant lesquels la plupart des médecins homœopathes résidant à Paris tinrent à honneur de lui appartenir. A ce moment notre nombre était grand, car aux membres de la *Société de médecine homœopathique* et à ceux de la *Société hahnemannienne* étaient venus se joindre Tessier et ses élèves.

Petroz était heureux de cette union. Son assiduité aux séances, la part qu'il prenait aux discussions, l'aménité et la bienveillance qu'il montrait à tous, prouvaient la sollicitude qu'il portait à sa création. Quand vinrent les jours d'épreuve, sa fidélité ne se démentit pas un instant; alors encore il soutint de son exemple le courage de ceux qui restaient groupés autour de lui, et il redoubla sa collaboration au journal.

Pendant l'existence de la Société gallicane, trois congrès furent réunis, deux à Paris, l'autre à Bruxelles. Petroz eut la présidence effective des deux premiers, et lorsque le docteur Carlier eut été nommé président du troisième, Petroz partagea la présidence d'honneur avec le docteur de Bœnninghausen.

La commission centrale ayant été instituée, Petroz la présida également, et lorsque les médecins homœopathes résolurent d'en appeler à la justice du pays d'injures gratuites et inqualifiables lancées contre eux par un médecin, dont le moindre tort était de condamner ce qu'il ne connaissait pas, Petroz fut un de ceux qui intentèrent le procès à *l'Union médicale*. Rien cependant n'était plus opposé à ses goûts et à son caractère que ces luttes où le bon droit est loin de triompher toujours; mais le sentiment du devoir dominait chez notre confrère l'esprit de conciliation et l'amour de la vie tranquille, et il eût regardé comme indigne de lui d'abandonner ses collègues au moment de la lutte et du danger.

Tels furent en résumé les efforts déployés par les médecins qui pratiquèrent les premiers l'homœopathie à Paris, le rôle que Petroz accepta dans ce mouvement de propagation. A ceux qui s'étonneraient de voir ainsi les sociétés, les congrès et les recueils périodiques se succéder et se transformer fréquemment, je répondrai qu'une école ne s'organise pas sans tâtonnements. Non-seulement il lui faut trouver sa voie, mais il lui faut aussi modifier sa tactique suivant le caractère de ses adversaires et celui de l'opposition qui lui est faite. Or, autre chose est de lutter pour faire reconnaître son existence, pour s'affirmer et prouver sa valeur, d'avoir à repousser des attaques spécieuses, fondées sur des expériences dérisoires, ou d'avoir à se défendre contre une spoliation dissimulée : autre chose est d'avoir à répliquer à des hommes de la valeur de MM. Andral, Bouillaud, Bally, voire même de MM. Trousseau et Pidoux, autre chose d'avoir à subir les pamphlets de MM. Amédée Latour, Richelot et Gallard. On discutait avec les premiers, et il a fallu plaider avec les seconds. Autre chose, enfin, est de pouvoir élever la voix dans l'enseignement et jusque dans les actes probatoires des facultés, autre chose de se voir réduits à la voie de la presse comme seul moyen de défense et de propagation.

Or, l'homœopathie française a passé par toutes ces périodes, subi toutes ces épreuves ; le rôle que Petroz y a joué a été assez important pour qu'on me pardonne d'y avoir insisté un moment.

Durant le long espace de temps que nous venons de parcourir, et qui ne comprend pas moins d'un quart de siècle, la vie intime de Petroz ne se ressentit pas de ces luttes extérieures. Père affectueux, il se consacra tout entier d'abord à ses enfants, puis il se maria de nouveau, en 1839, avec mademoiselle Prévost, redevint veuf dès 1849 ; et, à partir de ce moment, partagea sa vie entre les soins de sa clientèle et les consolations d'un travail persévérant.

Toujours bienveillant pour ses confrères, il accorda, nous apprend M. Cretin, un appui sympathique à plusieurs d'entre nous, MM. les docteurs Blot, Molin fils, Arnaud, Teste, Court et Maroche de regrettable mémoire (1). Il accueillit enfin avec une affection toute spéciale le docteur Cretin lui-même, et concentra sur lui toute son affection.

Pétroz participa tardivement aux honneurs de ce monde. Chevalier de l'ordre de Saint-Maurice et de Saint-Lazare depuis 1846, ce fut en 1853 seulement qu'il reçut le brevet de la Légion d'honneur. Cependant celui-ci avait été réclamé pour lui dès 1832 par la commission centrale de salubrité du deuxième arrondissement, en récompense des soins qu'il avait prodigués aux indigents pendant la première épidémie de choléra (2) ; mais, depuis, Petroz s'était fait homœopathe, et on l'avait oublié !

M. Cretin nous apprend que c'est à l'initiative de notre honorable président, le docteur Cabarrus, que Petroz dut de voir réparer cette injustice, et de parti-

(1) *L. c.*, p. 18.
(2) P. 16.

ciper à la fin de sa carrière aux distinctions honorifiques de notre patrie.

Les épreuves de la vie intime ne lui furent pas non plus épargnées : il perdit sa sœur en 1851, son gendre en 1856. En 1855 il contracte une bronchite qui cause quelque inquiétude à sa famille et à ses amis; au printemps de 1858 il éprouve quelques dérangements intestinaux accompagnés de fièvre; enfin, le 10 août 1859, il est brusquement frappé par la maladie qui devait nous le ravir, et il succombe le 29 de ce même mois, après avoir reçu les secours de la religion. Quelque temps avant sa mort, se promenant un soir sous les ombrages de sa villa du Plessis-Bouchard, et provoqué par notre confrère le docteur Cretin : « Je suis satisfait, dit Petroz; j'ai parcouru une longue carrière; j'ai cherché à faire le bien, à éviter le mal. Si je n'ai pas toujours réussi, cela n'a jamais été volontairement. Mon but est atteint, je puis mourir content. »

Voilà l'homme que nous avons perdu, s'écrie M. Cretin (1); l'homme, dirai-je à mon tour, qui ayant vécu comme un sage, voulut mourir en chrétien.

Il me reste à dire ce que fut le savant.

II

Pour apprécier les opinions médicales d'Antoine Petroz, il suffit d'étudier ses œuvres. Celles-ci ont été divisées par M. Cretin en deux grandes catégories : les *études classiques* et les *études homœopathiques*.

(1) *L. c.*, p. 32.

Les *études classiques* sont peu nombreuses ; elles comprennent seulement la *thèse* soutenue pour obtenir le titre de docteur et quelques articles du Dictionnaire en 60 volumes. Les *études homœopathiques* sont beaucoup plus étendues : M. Cretin les a subdivisées en six catégories : l'*introduction*, écrite par Petroz en 1858, les *lettres à un médecin de province sur l'homœopathie*, des articles divers, réunis sous le titre *mélanges*, les *observations pratiques*, les *renseignements pratiques*, et les *moyens adjuvants et accessoires*.

Viennent enfin les *pathogénésies* et le *répertoire symptomatologique* formant à eux seuls la seconde partie de l'œuvre.

De l'étude de ces différents travaux, quatre propositions me semblent ressortir, je les formulerai ainsi :

1° En physiologie et en pathologie, Petroz était vitaliste ;

2° Sa méthode était celle des naturalistes ;

3° En thérapeutique, il était expectant ;

4° Enfin, comme homœopathe, il fut hahnemannien (1). J'essayerai de justifier ces différents énoncés.

(1) Comme dans toute discussion il importe de définir les termes, il est, je crois, nécessaire de bien établir ici le sens de cette expression : *hahnemannien*. Il ne suffit pas, en effet, de dire qu'Antoine Petroz mérite cette épithète ; il faut justifier cette affirmation.

Or, l'on trouve dans l'Introduction qui fut mise en tête du premier volume du journal publié autrefois par *la Société hahnemanienne de Paris*, une définition assez précise de l'hahnemannisme pour qu'il me suffise de la rapporter ici, cette définition étant celle à laquelle je me réfère.

Voici comment s'exprimait cette Société, en 1846 :

« Pour nous, l'HOMŒOPATHIE et l'HAHNEMANNISME sont une seule et même chose ; et cela, pour des raisons faciles à comprendre, plus faciles encore à déduire.

« L'homœopathie se compose d'un certain ordre de principes logiquement

Les preuves de la prédilection de Petroz pour le vitalisme se trouvent à chaque pas dans sa thèse. Il dit d'abord : « Si la nature que nous nous prescrivons d'étudier, dont nous cherchons à imiter la marche et les procédés, a placé dans chaque être organisé *une force conservatrice qui résiste et cherche à surmonter ce qui l'oppresse*, c'est elle que nous devons prendre pour modèle, et dont nous devons soutenir les efforts, qui tendent à rectifier les mouvements des forces vitales. (1) »

« C'est par cette *force* dont nous avons parlé, force

enchaînés, d'une méthode fortement arrêtée, et d'un nombre indéterminé de moyens. Étendez ou limitez le nombre de ces derniers, dans l'un et dans l'autre cas vous aurez pu faire une chose utile, sans dépasser, cependant, la pensée hahnemannienne.

« Qu'un esprit doué d'une dialectique profonde et déliée parvienne, avec le temps, à préciser avec plus de rigueur, s'il se peut, les méthodes d'observation et d'expérimentation indiquées par Hahnemann, si habile que soit un pareil dialecticien, tant qu'il ne bornera pas l'observation et l'expérience pour accorder à l'esprit de système une place si petite qu'on la suppose, il restera hahnemannien en dépit de lui-même.

« Quelles que soient les explications données à l'avenir des lois posées par Hahnemann; qu'on change, autant qu'on le croira utile, les formules qui les expriment, on sera toujours hahnemannien tant qu'on verra dans les maladies un désordre dynamique à son origine, et dans les puissances médicatrices une action également dynamique, que ne peuvent expliquer les lois de la mécanique, de la physique et de la chimie.

« Celui qui verra dans le rapport établi entre la maladie et le médicament un lien de *similitude* ou d'*homogénéité*, qui reconnaîtra le principe de l'individualisation absolue des maladies comme le seul moyen de les connaître autant qu'il importe à leur guérison qu'elles soient connues; qui admettra l'expérimentation pure aidée de l'observation clinique, mais la précédant, comme la source unique à laquelle la matière médicale ira puiser éternellement; enfin, celui qui reconnaîtra aux maladies chroniques une origine, et par conséquent une nature miasmatique, celui-là, quoi qu'il fasse, sera encore et toujours hahnemannien. » (*Journal de la médecine homœopathique*, publié par la Société hahnemannienne de Paris, t. I, introd., p. 10 et 11.)

(1) P. 118.

qui veille à notre conservation, que le principe de vie réagit contre l'action des climats, d'une manière plus ou moins soutenue, plus ou moins longue (1). »

En parlant des végétaux, il s'exprime de la sorte : « Les végétaux présentent une organisation qui, comme celle des animaux, diffère dans quelques espèces ; mais chaque partie y est chargée de fonctions importantes. On y voit des organes solides qui recèlent des fluides doués de mouvement, de circulation, *pénétrés d'un principe de vie régissant toutes les fonctions qui appartiennent à ce règne* (2). » Enfin, il ajoute : « Le règne végétal a ses maladies, *ses dérangements dans la direction des forces de la vie* (3). »

On pensera peut-être, en lisant ces citations, que le vitalisme de Petroz est mal défini. Il semble, en effet, que notre auteur distingue difficilement entre ces trois expressions : nature, force vitale, propriétés vitales. Il parle, il est vrai, d'un principe éternel de mouvement et d'action (4), mais sans le préciser davantage, sans dire s'il le considère comme un principe intelligent et créateur, ou comme un principe créé.

Malgré cela, un fait ressort évident, c'est que Petroz admettait dans les corps organisés autre chose que de la matière, que pour lui la vie était une cause, et non pas un résultat : opinion hardie pour le temps où elle fut formulée. M. Cretin a donc eu raison de dire :

(1) P. 122.
(2) P. 125.
(3) P. 129.
(4) Introduction, p. 60.

« En physiologie, il arrive, par l'analyse de l'organisation et de son développement, à un fait sans antécédent physiologique, la vie: en pathologie, il rencontre ce principe, faiblissant, cédant à la maladie, ou la dominant et la surmontant; et il désigne, sous le nom de principe vital, de force vitale, la cause de ces phénomènes à jamais impénétrable dans sa substance, dans son essence, mais *inséparable de ses effets : natura dux optima*. Il est donc vitaliste, mais vitaliste expérimental, et il prend soin de le déclarer en termes formels (1). »

(1) En se rangeant ainsi à l'opinion émise par Hahnemann, lorsqu'il avait proclamé l'existence de la force vitale, et en séparant cette puissance de l'âme pensante, comme l'avait fait celui dont il s'honorait d'être le disciple, Petroz a pris place parmi les membres de cette école à laquelle on a donné le nom de *dynamiste*, et qui compte parmi ses représentants les noms les plus illustres. « Le dynamisme, dit M. Ubaghs, compte parmi ses partisans les philosophes les plus distingués et les penseurs les plus profonds. Platon et Aristote, saint Augustin et saint Thomas avec la foule des scolastiques, Leibnitz et Bossuet, Kant, Vico, de Maistre et Balmès sont tous dynamistes, si l'on ne considère que le fond de leur pensée. On doit même ranger dans ce nombre tous les réalistes anciens et modernes qui ont la conscience de leur doctrine. » (*Du dynamisme considéré en lui-même et dans ses rapports avec la sainte Eucharistie*, par Ubaghs, professeur ordinaire à la Faculté de théologie et lettres de l'Université catholique de Louvain, p. 49.)

Ce même auteur, après avoir donné les preuves philosophiques du dynamisme, et avoir ruiné l'atomisme pur et l'atomisme dynamique ajoute : « C'est uniquement en vertu du principe de causalité que nous parvenons à nous assurer de l'existence et de la diversité des substances. Ce principe nous dit que partout où il y a des actions il y a des êtres, des substances douées de qualités suffisantes pour produire ces actions, et que des actions constamment diverses et opposées doivent être attribuées à des substances diverses, différenciées par leurs propriétés constantes. Or, si nous examinons à l'aide de ce principe la différence qui existe entre l'esprit et la matière, et en particulier entre les substances spirituelle et corporelle de l'homme, nous verrons que, s'il nous est impossible de distinguer ces deux substances en faisant abstraction de toutes leurs propriétés, il nous sera facile d'assigner leur différence essentielle, en remontant des actions qu'elles exercent partout et toujours à leurs propriétés

Rien n'est plus exact, assurément ; j'ajouterai que ces deux conditions sont loin de s'exclure, la méthode expérimentale appartenant aussi bien aux vitalistes qu'aux organiciens.

Cette méthode, Petroz la comprenait comme les naturalistes eux-mêmes ; et c'est parce qu'il avait pu juger de sa puissance relativement à l'étude des êtres organisés, qu'il en espérait un grand secours pour la médecine. Il en caractérise ainsi l'utilité : « Cherchant plutôt la vérité que la gloire, elle semble s'être attachée à conduire l'homme au seul moyen d'augmenter ses connaissances exactes, en lui enseignant l'usage de l'observation et de l'expérience (1). »

Cette méthode, selon Petroz, doit être appliquée avec avantage à l'étude des différentes branches de l'art de guérir.

« Les progrès de la matière médicale, écrit-il, sont essentiellement liés à ceux de l'histoire naturelle, qui, précédée des lumières que lui fournit l'esprit d'analyse et de méthode qui l'accompagnent, fait distinguer dans cet assemblage informe et immense de médicaments (2). C'est à l'aide des mêmes connaissances qu'il (le médecin) peut, au milieu de tant de substances,

constantes. Ces actions nous montrent d'un côté une *substance ou force intelligente*, douée de conscience et de liberté, et variant son activité sans cesse à son gré, quoique les circonstances où elle agit restent les mêmes ; elles nous font voir d'un autre côté une *substance ou force inintelligente*, sans conscience ni liberté, et produisant fatalement les mêmes effets aussi longtemps que le milieu où elle se trouve n'est pas changé. » (*L. c.*, p. 69 et 70.)

La philosophie confirme donc de tous points la pensée formulée par Hahnemann au nom de la physiologie et de la médecine.

(1) Études classiques, p. 104.

(2) P. 117.

choisir celles que l'expérience a reconnues douées de propriétés utiles, et rejeter ces remèdes dégoûtants par leur nature, leur assemblage et les récits fabuleux qui forment leur histoire (1). »

C'est encore aux sciences naturelles que le jeune candidat demande la connaissance des climats et de leurs effets sur l'homme. Puis, résumant sa pensée dans un rapprochement lumineux, il dit encore : « Enfin, l'énumération de tous les rapports de la médecine avec l'histoire naturelle serait un traité complet de l'une et l'autre science, tant leurs points de contact sont multipliés, tant l'étude de l'une est inséparable de celle de l'autre (2). »

Nous verrons bientôt comment cette connaissance parfaite de la méthode des naturalistes put aider Petroz à comprendre Hahnemann, et à juger la valeur d'une partie de son enseignement (3).

(1) P. 118.

(2) P. 129.

(3) Ce ne sont pas seulement ses études en histoire naturelle, mais encore l'enseignement du docteur Sainte-Marie, avec lequel Petroz avait eu de nombreux rapports, qui ont pu avoir une influence véritable sur ses opinions médicales; cet enseignement en effet le préparait parfaitement à comprendre l'homœopathie.

Sainte-Marie ne se faisait pas, d'illusion relativement aux défauts de la thérapeutique traditionnelle. Il enseignait (*nouveau formulaire médical et pharmaceutique*) qu'il est difficile d'arriver à reconnaître les propriétés des substances simples, et à plus forte raison celles des remèdes composés; il déclarait que l'empirisme, ce qu'il appelait l'empirisme *sage, prudent, éclairé,* « qui ne méprise point dans ses opérations les vues rationnelles, *mais qui compte bien plus encore sur les appuis directs et immédiats de l'observation et de l'expérience,* » (p 66), devait être la base de la thérapeutique ; et surtout il voulait que le médecin suivît la nature pour l'imiter dans ses opérations (p. 76 et 77). Sainte-Marie professait le dynamisme pathologique; « aucune maladie organique de cause interne, écrit-il (*L. c.*, p. 73), (nous n'avons pas cru devoir avertir que nous ne parlions point des maladies organiques de cause externe),

Les renseignements que renferment les études de thérapeutique, relativement à la pratique, de Petroz,

n'a été telle qu'après avoir passé par l'état d'une affection pathologique *purement vitale.* » La spécificité des maladies lui paraissait aussi devoir prendre plus d'importance qu'on ne lui en accordait; il veut que dans les descriptions on multiplie les maladies *spéciales ou spécifiques,* « c'est-à-dire ces maladies qui ne sauraient être comparées qu'à elles-mêmes, et dont on s'expose à ne voir qu'une face ou un côté, une partie ou seulement une période, en disant qu'elles sont inflammatoires, nerveuses, etc » Et il cite la fièvre jaune, la peste d'Orient, la goutte, la syphilis, la scrofule, la variole, la vaccine, les dartres, la gale, la rougeole, qui ont *chacune leur nature propre;* la fièvre inflammatoire, la fièvre intermittente, la fièvre rhumatismale. « On pourrait, dit-il, étendre bien plus encore ce catalogue. » (P. 69.)

Il ajoute enfin (p. 74) : « Après avoir décidé qu'une maladie est inflammatoire, l'on n'a point encore une idée suffisante de sa nature. L'on ne connaît encore que la forme qu'elle affecte, forme qu'elle use quelquefois rapidement pour en affecter une autre. *Il faut encore rechercher à quelle diathèse,* à quelle affection particulière se rattache cette forme inflammatoire. Est-ce le principe vénérien, le goutteux, le variolique qu'il faut accuser?..... »

Sainte-Marie ruinait ainsi dans son enseignement pathologique la doctrine de Broussais, doctrine si répandue à l'époque où paraissait le formulaire (1820); et en acceptant le dynamisme pathologique, la spécificité des maladies, l'utilité des diathèses, l'auteur se rapprochait de Hahnemann, dont l'*Organon* évidemment inconnu du médecin de Lyon, avait paru depuis dix ans déjà.

Cette analogie entre les opinions de deux médecins éloignés l'un de l'autre est plus frappante, s'il est possible, sous le rapport thérapeutique. Sainte-Marie admettait la spécificité d'action des médicaments, comprenait la dynamisation, et en relatant des faits d'action thérapeutique où la loi de similitude était évidente, il semblait autoriser cette dernière.

La spécificité d'action des médicaments lui semblait évidente pour les narcotiques et les purgatifs, les toniques et les astringents. (P. 24 et 73). Il savait aussi que *la différence des doses change les médications,* et qu'il ne suffit pas d'étendre un médicament dans l'eau pour diminuer son action. Il indique, au contraire, « *l'accroissement d'activité qu'acquièrent certaines substances quand elles sont mêlées à l'eau dans de certaines proportions.* Ce liquide, ajoute Sainte-Marie, loin d'*énerver* leur vertu, comme on est d'abord porté à le croire, ne fait que la *développer.* » Cherchant la cause de ce phénomène, il dit : « Serait-ce en délayant le principe actif, en le rendant plus pénétrant; en le faisant arriver par un véhicule subtil à un plus grand nombre de parties et de tissus auxquels il ne parviendrait pas sans cette circonstance? » (P. 56, 57.)

Nous trouvons enfin dans l'introduction au formulaire ce dernier passage : « *Il est certain que nous guérissons quelquefois en agissant dans le sens* pendant sa carrière allopathique, sont peu nombreux. Ils suffisent cependant pour prouver qu'il se confiait souvent à la nature, *natura dux optima*, et qu'il appartenait ainsi à l'école expectante illustrée par Vitet.

Dans un passage où M. Cretin compare Petroz à Esparron, notre confrère semble se ranger à cet avis. « Esparron, dit-il, emporté par son ardeur, se laissant dominer par ses sentiments, voulant avant tout soulager, ne pensait qu'à agir ; Antoine Petroz, plus réservé et moins prompt, n'écoutant que la raison, voulant surtout guérir, préférait observer et attendre l'indication (1). » Dès lors sa thérapeutique ne pouvait être très-active ; aussi trouve-t-on dans ses monographies bien peu d'indications relatives au traitement. Il ne recommande aucun moyen contre la catalepsie, et il termine son article *Hémicrânie* de la manière suivante : « Au reste, les modifications dans le régime et les habitudes doivent être les moyens les plus sûrs pour combattre l'hémicrânie, dont la guérison est si souvent suivie d'indispositions nouvelles et même plus graves, et ces modifications sont relatives à une foule de circonstances qui ne peuvent être déterminées que par la

même de la nature, et en complétant par nos moyens l'effort salutaire qu'elle a entrepris, et qu'elle n'a pas la force d'achever. » Il rappelle alors, à titre d'exemples, que Rivière a guéri des fièvres soporeuses avec de l'opium, que des diarrhées rebelles ont disparu avec des drastiques, etc., et il dit : « *Il est impossible que ces faits ne soient que d'heureux hasards ; ils se rattachent indubitablement à quelque grande loi thérapeutique, que j'ai peut-être entrevue dans le principe ci-dessus établi, mais qui reste encore à mieux déterminer que je n'ai pu le faire.* » (P. 84)

Cette loi que Petroz avait ainsi entrevue avec son premier maître, il la trouvait formulée par Hahnemann et se voyait ainsi préparé à comprendre par ses premières études l'enseignement du médecin de Cœthen.

(1) Introduction, p. 7.

connaissance de chaque idiosyncrasie (1).» S'il prend la défense des fonticules, c'est d'une main peu assurée; il s'attache, au contraire, aux frictions, qui rentrent bien plus dans les moyens hygiéniques que dans les agents thérapeutiques proprement dits. Trois fois, Petroz traite des hallucinations : la première fois, il ne fait rien; la seconde, il n'a recours qu'à la musique, il ne connaissait alors que l'allopathie; une troisième fois, il prescrit deux médicaments : la jusquiame et la *sepia;* à cette époque, il était homœopathe.

Enfin, dans une circonstance solennelle, où, pour me servir des expressions de M. Cretin, « le savoir et les convictions du médecin l'emportèrent sur les craintes et les angoisses du père, » le caractère expectant de la thérapeutique de Petroz se montre dans tout son jour.

Il s'agit de sa fille, bien jeune encore, laquelle, après avoir pris trop d'exercice par une extrême chaleur, et avoir contracté ensuite un refroidissement dans les bras de sa bonne, tombe dans un état grave que notre confrère décrit ainsi : « Après une nuit mauvaise, elle (la malade) tombe dans un sommeil profond, ses paupières constamment fermées et ses mâchoires constamment serrées l'une contre l'autre. Trois jours durant, M. Petroz ne quitte pas le lit de son enfant, il respecte ce sommeil et attend..... Mais le quatrième jour, pendant quelques instants où M. Petroz est forcé de s'éloigner, le docteur Esparron, son beau-frère, alarmé de cette inaction, réunit autour de sa petite nièce Landré Beauvais, Antoine Dubois et Corvisart. Les deux premiers

(1) P. 161.

sont d'avis qu'il faut, sans retard, combattre cet état comateux par les moyens appropriés, sangsues, synapismes, vésicatoires. Mais, s'écrie Esparron, mon beau-frère s'y refuse; je suis désespéré, il n'y consentira jamais. — Et il a raison, répliqua Corvisart d'un ton ferme et avec toute l'autorité d'une conviction profonde. Affermi désormais dans sa résolution, libre de toutes sollicitations importunes, M. Petroz surveille attentivement l'état de sa fille chérie, et, avec un courage surhumain, n'espère son salut que des efforts de la nature.

« Huit jours se sont écoulés dans ce sommeil profond, sans que les paupières se soient ouvertes, sans que l'enfant ait pris la moindre quantité de boisson ou de nourriture; elle se réveille, étonnée et surprise; elle demande où elle est, ce qui s'est passé autour d'elle. Elle n'avait rien perdu de ses forces, rien n'avait été tenté qui pût réveiller sa sensibilité, et, par la douleur, porter le trouble dans ses organes, le désordre dans son système nerveux; quelques jours suffirent à lui rendre la plus brillante santé (1). »

Il serait impossible vraiment de trouver un exemple de convictions plus profondes, d'une espérance mieux récompensée; mais aussi il serait impossible de trouver une thérapeutique plus expectante.

Remarquable coïncidence! Hahnemann, lui aussi, fut soumis à la même épreuve; de graves maladies attaquèrent ses enfants. « Alors, dit M. Léon Simon père, ses doutes, ses scrupules furent à leur comble.

(1) P. 10.

Le père tremblait pour la vie des siens, le médecin n'avait aucune confiance dans les ressources de l'art. Quelle cruelle incertitude! « Serait-il donc possible, « se disait Hahnemann, que la Providence eût aban- « donné l'homme, sa créature, sans secours certains « contre la multitude d'infirmités qui l'assiégent in- « cessamment? » Il se posa cette question dans un moment solennel, dans le moment où la tendresse du père veille avec anxiété et prie avec ferveur; où toute prière est écoutée, où toute demande est répondue; et alors il s'écria : « Non, il y a un Dieu qui est la « bonté, la sagesse même, il doit y avoir aussi un « moyen créé par lui de guérir les maladies avec cer- « titude. » Cet élan de son âme lui fut comme une révélation. Il se mit à la recherche, convaincu qu'il trouverait; telle est l'origine de l'homœopathie (1). »

Lorsque Petroz adopte cette dernière, il le fait sans réserve, acceptant de Hahnemann sa doctrine, sa méthode et ses moyens. Il sait qu'il ne s'agit pas seulement d'une réforme thérapeutique, mais bien de la science médicale tout entière. Il le déclare dans ses *Lettres à un médecin de province*, et dans le discours qu'il adressa aux membres du Congrès de 1835, discours où il s'exprime ainsi : « Depuis quelques années, vous suivez et vous prenez part à la réforme qui s'opère dans la science médicale; vous êtes sortis d'une époque qui finit, pour entrer dans une époque nouvelle; vous y entrez pleins de conviction, puisque, nourris des préceptes de l'école régnante, vous l'avez jugée sans

(1) V. Vie et travaux de Hahnemann, dans la quatrième édition de l'*Organon*, p. XII.

vie, et par conséquent sans espérance de progrès (1). » Puis il déclare que l'homœopathie est une *science solide*, parce qu'elle est *tout expérimentale*.

A cette époque, cette opinion était admise sans conteste dans notre école, et cela pour une seule raison, à savoir : que réformer la thérapeutique seulement eût été, de la part de Hahnemann, une œuvre incomplète, impossible, illusoire.

Incomplète, parce que s'il est vrai que le médecin doive prendre l'observation et l'expérience pour point de départ de ses convictions, il ne l'est pas moins que se rendre compte des faits est un besoin de l'esprit et une nécessité de la science, et qu'il est impossible de mesurer l'étendue d'un fait, sans le rattacher à une série de principes fondamentaux rigoureusement enchaînés et conduisant à des déductions pratiques, en un mot à une doctrine; car en médecine l'expérience constate les faits, l'esprit les compare, les juge, et la théorie les explique.

Incomplète, parce qu'au lit du malade il faut non-seulement choisir le médicament approprié, mais encore déterminer son mode d'administration, et que celui-ci varie en raison du but qu'on se propose d'atteindre, de sorte que la conduite du médecin ne saurait être la même quand il se place au point de vue de l'organicien ou au point de vue du vitaliste.

Cette œuvre serait encore impossible et illusoire, parce qu'il est impossible de modifier la thérapeutique d'une manière aussi profonde que l'a fait Hahnemann,

(1) *Archives*, t. I, p. 323.

sans transformer en même temps les assises sur lesquelles elle repose, je veux dire la pathologie et la matière médicale.

Or, c'est précisément pour avoir reconnu cette vérité qu'Hahnemann a imprimé à la science médicale une marche inconnue jusque-là. Bien des fois avant lui la loi des semblables avait été entrevue; mais comme on n'avait pu la rattacher aux doctrines régnantes, comme on n'avait pu trouver dans les méthodes accréditées celle qui était capable de conduire à l'application, cette loi était restée à l'état de simple aspiration. La gloire de Hahnemann, gloire à jamais impérissable, sera donc d'avoir su rattacher sa loi à des principes, et d'avoir décrit tous les détails de sa méthode.

Ceci nous explique un fait dont M. Cretin a paru s'étonner lorsqu'il a dit : « Tandis que Rasori et Broussais substituent leur dichotomisme au scepticisme nosologique, tandis que Hahnemann lui-même, à peine son principe établi, sa loi démontrée, jette les premiers fondements d'un dogmatisme que ses disciples enthousiastes vont ériger en système, A. Petroz reste inébranlable sur le fait expérimental. » (P. 59.)

Sans rechercher ici à qui peut s'appliquer cette épithète de *disciples enthousiastes*, je ferai remarquer que ce ne sont pas les disciples, mais bien le maître qui a formulé la doctrine, et que Petroz n'en est pas resté au fait expérimental, qu'il s'est élevé sur les traces de Hahnemann jusqu'aux vérités d'induction.

Ainsi, Hahnemann étudie les faits de la vie physiologique, et il conclut de leur existence à celle d'une force seule capable de communiquer à la matière l'organisation, le mouvement et la sensibilité, et Petroz admet la théorie du dynamisme vital dans sa plus large acception. De l'existence de cette force, de sa prééminence sur la matière, Hahnemann conclut que la maladie ne peut se produire tant que cette force n'est point désaccordée, et Petroz admet, sans conteste, le dynamisme pathologique. Hahnemann va plus loin encore ; de ces deux vérités, il affirme que c'est par leur action dynamique, et non par leurs effets locaux, que les médicaments guérissent, et Petroz ne recule pas devant cette conséquence. Or, s'il agit ainsi, ce n'est pas sans raison ; car, ces trois forces admises, la loi des semblables s'explique d'une manière rigoureuse, mathématique ; sans cela, elle reste l'expression d'un résultat empirique, et rien de plus.

Ce qui montre encore que l'œuvre de Hahnemann n'était pas seulement thérapeutique, ce sont les critiques qu'il adressait à la pathologie de son temps.

Celle-ci lui semblait inadmissible, en raison de ses théories humorales, en raison aussi de la prétention qu'elle affichait, de vouloir pénétrer la nature intime des maladies, en raison enfin de la manière dont on posait le diagnostic. A. Petroz admet toutes ces critiques ; il savait, lui vitaliste, que l'humorisme est sans puissance ; versé dans l'étude des sciences naturelles, il savait aussi que la nature des êtres nous échappe, et que c'est seulement leurs caractères qu'il nous appartient de constater, et il ne s'étonne pas d'entendre professer que ce sont les symptômes des maladies, et non pas leur nature intime que le médecin est appelé à reconnaître. Familiarisé avec la méthode des naturalistes, il n'a point oublié que c'est par l'ensemble de leurs caractères, et non pas seulement par la connaissance des plus importants, qu'on arrive à connaître un individu, quel que soit celui des trois règnes auquel il appartient, et il n'est point surpris d'entendre dire que c'est par l'ensemble de leurs symptômes que les maladies nous sont connues.

S'agit-il de poser le diagnostic, il reconnaît avec Hahnemann que les conditions, regardées jusqu'alors comme nécessaires, sont insuffisantes, et avec Hahnemann il s'élève contre ce qu'on a appelé la cure du nom. Il pose en principe la nécessité du diagnostic, cela est vrai; mais il sait qu'il ne suffit pas, pour connaître une maladie, de pouvoir la dénommer, qu'on ne peut avoir la prétention de connaître un état morbide si l'on n'a pu réunir les notions suffisantes pour permettre de fixer le choix, non pas seulement d'une médication, mais bien d'un médicament.

Petroz, enfin, n'ignore pas que le savant a besoin de coordonner les objets de ses études, qu'ainsi les maladies doivent être susceptibles d'une certaine classification. Se rappelant alors que les grandes divisions d'un même règne sont fondées par les naturalistes sur les caractères fixes de ces derniers, il comprend pourquoi Hahnemann fonde ses grandes divisions sur l'étiologie, la cause efficiente d'un état morbide étant ce qui lui imprime un caractère spécial, ce qui détermine sa nature. L'admission de la doctrine des maladies chroniques était une conséquence de cette première opinion, car ces affections étaient séparées alors des maladies aiguës, non plus par leur marche, mais surtout par leur cause, et la notion de ces dernières permettait aussi de les distinguer entre elles.

Vraiment, quand on se rappelle toutes les modifications imprimées à la pathologie par Hahnemann, on s'étonne que son enseignement ait pu passer pour ne porter que sur la thérapeutique.

Chose bien remarquable, c'est précisément dans la voie indiquée par le fondateur de l'homœopathie que les pathologistes marchent depuis trente ans. Qui donc aujourd'hui s'occupe de rechercher la nature intime des maladies, se demandant si elles sont sthéniques ou asthéniques, inflammatioires, ou dues à l'affaiblissement? Qui donc essaye de les connaître et de les distinguer autrement que par leurs symptômes? N'est-il pas admis maintenant que le diagnostic lui-même ne peut consister à reconnaître la lésion organique, son étendue et sa gravité, mais qu'il faut, pour une dermatose, par exemple, savoir non-seulement à quelle forme elle appartient, mais encore si cette forme doit être rapportée à la syphilis, à la scrofule, à l'herpétisme, à l'arthritis, ou si elle serait l'effet de la présence de quelque parasite.

Certes, si Hahnemann pouvait apprécier aujourd'hui le chemin qui a été parcouru depuis le moment où il formula sa pensée pour la première fois jusqu'à nos jours, il éprouverait un légitime orgueil en voyant la science engagée dans la voie tracée par son génie. Il penserait, il est vrai, qu'il y a encore quelques progrès à faire, que les symptômes généraux sont laissés par trop dans l'ombre, que le diagnostic ne va pas jusqu'à l'individualisation ; mais, en jugeant d'après le progrès accompli, il ne désespérerait pas de l'avenir.

En matière médicale, la révolution était plus profonde encore ; l'adhésion de Petroz fut aussi plus complète, l'expérimentation pure lui paraissant être le seul moyen d'arriver à connaître les propriétés positives des médicaments.

Mais cette expérimentation a ses limites qu'il n'est permis à personne de franchir ; il faut donc chercher à compléter ses résultats. Petroz y arrivait de deux manières : en notant les symptômes artificiels que le médicament faisait naître chez des malades, et en considérant comme acquis à la pathogénésie tous ceux que le médicament pouvait faire cesser d'une manière constante.

L'observation clinique enfin lui paraissait être pour la matière médicale un contrôle efficace, et aussi un moyen de se compléter, en faisant reconnaître quelles sont les altérations organiques auxquelles un médicament peut correspondre.

Sous tous ces rapports, et dans les nombreuses pathogénésies qu'il a pu réunir, Petroz ne s'est point éloigné d'Hahnemann, celui-ci ayant souvent rapporté dans sa matière médicale les effets physiologiques et les effets cliniques engendrés par les médicaments.

Mais Petroz ne s'en tenait pas à une étude superficielle de la matière médicale : celle-ci était sa préoccupation de tous les instants. Il groupait les symptômes et jetait ainsi le premier cadre de son répertoire. Ce cadre, une fois trouvé, Petroz le développa chaque jour : toutes ses veilles, toutes ses études furent dirigées vers ce but. Aux médicaments expérimentés par Hahnemann, Gross, Stapf, Héring, etc., il ajouta tous ceux dont il rencontrait les indications dans les ouvrages qui se publiaient ; lui-même en expérimenta un grand nombre, augmentant ainsi sa puissance en raison même des moyens dont il pouvait disposer. Enfin, en plaçant à côté des données de l'expérimentation pure les révélations de l'observation clinique, il se réservait toujours de soumettre ces dernières à un nouveau contrôle. De là, cette œuvre immense, que M. Cretin a divisée en deux parties : les *renseignements pratiques* et le *répertoire*.

C'est à ces deux sources que Petroz puisait ses indications avant de se rendre au lit du malade. Aussi, quelle certitude et quelle hardiesse dans sa pratique ! Jamais il ne se contenta des médicaments polychrestes ; il enseignait même, avec raison, qu'on ne doit pas s'y arrêter exclusivement. Souvent il les remplaçait par des substances moins généralement connues ; il employait, par exemple, le *guarrea*, dans les affections gangréneuses, et le *gadus*, dans la phthisie. M. Serre ayant publié un travail dans lequel il proclamait les vertus de l'œthiops minéral dans les fièvres typhoïdes, Petroz recherche si ce médicament ne pourrait pas produire les symptômes de cette terrible affection. Il croit reconnaître, dans cette étude, que l'action de ce médicament rentre dans la loi homœopathique, il le prescrit à son tour, avec un plein succès, à la quatrième dilution.

S'agit-il des doses ? Petroz reste strictement hahnemannien. Il retient le droit de s'adresser à toutes les dilutions, mais ses prédilections manifestes sont pour les plus élevées. Puis, au moment de quitter ce monde, il donne un dernier conseil à ceux qui l'entourent, et ce conseil est comme l'expression la plus haute de ses convictions : « Mes enfants, dit-il à son fils et à sa fille, défiez-vous des donneurs de fortes doses, ils ne connaissent pas la nature, ils la brusquent (1) ! »

Pourquoi donc M. Cretin a-t-il pu supposer que si Petroz eût été rappelé à la vie, il aurait pu aussi bien dire : « Défiez-vous des donneurs de faibles doses, ils ne connaissent pas la nature, ils l'effleurent ; ils ne connaissent pas les médicaments, ils en ont peur (2) ! »

Je n'hésite pas à le dire : cette hypothèse est en opposition complète avec l'enseignement et la pratique d'Antoine Petroz. Longtemps avant d'aborder l'homœopathie, il savait déjà qu'un médicament n'agit pas d'autant mieux que sa dose est plus forte. Il se rappelait le fait de cette dame qu'il avait gorgée de quinquina pour une fièvre intermittente, et cela sans succès, tandis qu'il la débarrassa rapidement en lui faisant mâcher un morceau de quinquina de quinze à vingt grains, lui recommandant de le rejeter dès que la salive serait imprégnée de cette substance (3), et lorsqu'il eut conformé sa pratique à celle de Hahnemann, il compta de trop beaux succès pour méconnaître la puissance des infiniment petits.

Est-ce que chez cette jeune malade, qui avait une ulcération perforante de la joue, il n'arrêta pas des symptômes d'intoxication purulente avec quelques globules de la trentième dilution d'arsenic? Est-ce qu'il

(1) *L. c.*, p. 72.
(2) *L. c.*, p. 73.
(3) *L. c.*, p. 172.

ne guérit pas un choléra des plus graves avec ce médicament, donné à la même dose? N'est-ce pas avec *ignatia* et *stramon.*, donnés l'un et l'autre à la douzième dilution, qu'il guérit, chez un enfant, des accès épileptiformes causés par des lombrics, et qu'il les guérit en provoquant l'expulsion de ces derniers? N'est-ce pas enfin avec quelques globules de la sixième et de la douzième dilution de *mercurius virus*, répétés seulement de dix en dix jours, qu'il a guéri, en moins de deux mois, des syphilitiques atteints des symptômes secondaires les mieux tranchés (1)?

Que dirai-je encore? Dans ce fait, dont M. Cretin fut le sujet, les dilutions élevées n'ont-elles pas eu un plein succès? Il s'agissait d'horribles souffrances, accompagnées de vomissements se répétant toutes les trois minutes, et pour lesquelles Petroz remit à notre confrère deux doses de quelques globules de *nux vomica*, trentième dilution.

La crise arrive, notre confrère attend, selon la recommandation qui lui était faite, jusqu'au moment où elle atteint à son apogée. Il dissout alors une de ses doses dans cent grammes d'eau distillée, dont il devait prendre trois cuillerées à café par jour. Dès la première cuillerée, il s'endort, et ne se réveille qu'au grand jour. Il continue son médicament, et n'a pas besoin de recourir à la seconde dose; la première avait suffi à le guérir (2).

Je ne sais vraiment si dans ce cas, comme dans les autres, le médicament avait effleuré la nature, à coup

(1) *L. c.*, Observat. prat., p. 279 et suiv.
(2) *L. c.*, p. 20.

sûr, il n'avait pas effleuré la maladie. Or, ce fait n'était pas isolé pour Petroz; chaque jour lui en amenait de semblables, et la littérature homœopathique lui en fournissait un grand nombre. Franchement, en présence de pareils succès, on comprend l'enthousiasme de ceux qui savaient les produire, enthousiasme qui a fait d'eux de véritables apôtres, et qu'on serait mal autorisé à leur opposer comme un reproche.

Il y a cependant, je dois le dire, dans le livre même publié par M. Cretin, un fait malheureux qui semble déposer contre cette opinion, c'est celui dont Petroz fut la victime. Dans la relations fort détaillée qu'il donne de la dernière maladie de son maître, M. Cretin regrette que les dilutions élevées aient été préférées par le malade tant qu'il voulut se soigner lui-même. Selon lui, Petroz « n'avait ni assez persisté dans l'emploi des mêmes médicaments, ni pris une dose suffisante (2). »

Notre confrère a parfaitement raison sur ces deux points; mais il m'en accordera certainement un troisième, c'est que le choix des médicaments et leur ordre de succession n'étaient pas irréprochables. Le plus grand obstacle à la guérison était, avant tout, ainsi que le proclama de suite M. Cretin, la gravité du mal. Certes, une dyssenterie qui avait occasionné trois cents selles en trois jours, et frappait sur un sujet presque octogénaire, devait être mortelle. S'il fallait cependant faire peser cet insuccès sur la thérapeutique, je n'hésiterais pas pas à me défier du choix du médicament, avant d'accuser la dilution employée.

(2) *L. c.*, p. 30.

Petroz, après avoir été mouillé, est pris de fièvre et de diarrhée; on n'était pas dans une épidémie de choléra, il s'agissait d'une affection dysentérique, et le malade s'administre le *veratrum* suivi d'*ipeca*; c'est seulement le quatrième jour qu'il songe au *sublimé*. C'est ensuite le tour de l'*arsenic* et du *china*, auxquels le *sublimé*, l'*ipécacuanha* et le *veratrum* succèdent encore.

Mais de la *pulsatille*, si puissante après le *sublimé*, du *rhus*, du *phosphorus*, etc., il n'est pas question. Dans le répertoire de Petroz, on trouve à l'article selles muqueuses et sanguinolentes, *dulcamara;* Petroz avait été mouillé, il n'avait pas pris le soin de changer ses vêtements, l'humidité était donc au moins une des causes de sa maladie, ce qui était une raison pour songer à ce médicament, et Petroz n'y a pas recours.

Bien des motifs devaient donc rendre impuissants les médicaments choisis par le célèbre malade. Comme praticiens, nous devons donc conserver un regret, c'est que Petroz ne se soit pas confié, dès le premier jour, à l'habileté, au savoir et au dévouement des confrères qu'il appela près de lui, au moment où la vie défaillante ne permettait plus d'espérer un changement heureux.

La conduite, suivie par Petroz, tant qu'il fut son propre médecin, restera néanmoins comme le témoignage le plus solennel de ses convictions et de la rigueur avec laquelle il restait attaché, dans la pratique, aux préceptes hahnemanniens.

Il est encore un autre point relatif à l'administration des médicaments, sur lequel Petroz restait fidèle aux enseignements de l'*Organon* : je veux parler des intervalles de repos qu'il savait mettre entre les substances curatives, afin de laisser aux réactions le temps de se produire. Il agissait ainsi, parce qu'il croyait à la possibilité de l'aggravation.

M. Cretin n'a point dissimulé la distance qui le sépare de son maître sous ce rapport ; il a indiqué cette dissidence avec cette franchise, cette loyauté que nous lui connaissons tous (1).

Je me bornerai sur ce sujet à une seule remarque, c'est que la possibilité de l'aggravation est généralement admise, et qu'on reconnaît qu'elle consiste soit dans l'apparition de symptômes n'appartenant pas nécessairement à la maladie, mais se trouvant parmi les effets propres au médicament, soit dans l'augmentation de l'intensité de la maladie elle-même.

M. Cretin pense, dans ce cas, pouvoir toujours expliquer ce fait par la marche naturelle de l'état morbide ; il croit que c'est toujours une erreur de diagnostic qui a pu faire doter les médicaments homœopathiques de cette puissance. L'explication est facile, mais elle n'est pas toujours juste. Sans doute, il y a des états morbides qui s'aggravent malgré le médicament ; mais d'autres augmentent à cause de lui ; dans ce cas, l'aggravation est manifeste et médicinale, il suffit de laisser réagir le malade pour qu'elle s'atténue.

Il est facile de voir par ce qui précède que Petroz mérite à tous égards le titre d'*hahnemannien*. M. Cretin l'a dit lui-même : « Sur les points fondamentaux,

(1) *L. c.*, p. 74 et 75.

Antoine Petroz accepte sans restriction la formule homœopathique d'Hahnemann, non pas en s'inclinant servilement sous la parole du maître, mais après avoir repris lui-même la démonstration, soumis les faits à une vérification rigoureuse, et formé sa propre conviction (1). »

J'ajouterai que sa conduite fut celle de ses contemporains; MM. Dessaix, Peschier, Dufresne, Curie, Molin père, Croserio, les docteurs Cabarrus, Davet, Léon Simon, Chargé, Pérussel, tous enfin, ne se sont pas inclinés servilement sous la parole du maître. C'est après avoir repris sa démonstration, après avoir soumis les faits à une vérification rigoureuse, que, forts de leurs convictions, ils ont rompu avec la tradition médicale, pour consacrer leur vie tout entière à la propagation et au développement de l'homœopathie; les uns faisant appel à toutes les ressources de l'expérience et du raisonnement pour établir sa valeur; les autres, et Petroz fut du nombre, se tenant presque exclusivement sur le terrain de l'application, et mesurant sa puissance au nombre de ses bienfaits.

Ce ne fut donc pas par de longues dissertations, mais... « surtout par sa pratique, par ses succès, ainsi que le remarque encore M. Cretin, qu'Antoine Petroz répandit l'homœopathie dans toutes les classes de la société, et attira à la nouvelle doctrine plusieurs médecins. » C'est par les guérisons qu'il obtint, qu'il prouva la vérité, l'existence, la vie de cette doctrine. Serait-il donc téméraire de lui appliquer ces paroles

(1) *L. c.*, p. 65.

d'un Père de l'Église : « Si nous parlons peu, cependant nous vivons : *Non eloquimur magna, sed vivimus?*

Mais il est temps vraiment de terminer cette analyse déjà si longue, et bien incomplète encore si on la compare à l'ouvrage lui-même. C'est donc à celui-ci qu'il faudra toujours recourir pour apprécier des détails précieux qu'il m'a fallu omettre, pour juger les objections présentées par M. Cretin lui-même aux opinions de son maître.

Il me suffira, je pense, pour avoir rempli les vœux de la Société, de lui avoir rappelé à grands traits l'homme qu'elle a perdu, l'honorabilité de son caractère, l'étendue de son intelligence, la vigueur de ses convictions.

Sa vie restera pour nous comme un grand exemple que nous pourrons offrir à nos amis et à nos ennemis; aux premiers pour les encourager, aux seconds pour les convaincre.

Dr Léon Simon fils.

PARIS. — IMP. SIMON RAÇON ET COMP., RUE D'ERFURTH, 1.

www.ingramcontent.com/pod-product-compliance
Ingram Content Group UK Ltd.
Pitfield, Milton Keynes, MK11 3LW, UK
UKHW021023200726
13857UKWH00004B/1558